MÉMOIRE

SUR LA

LEUCORRHÉE

ET SON TRAITEMENT,

SUIVI DE QUELQUES RÉFLEXIONS SUR LE TOUCHER;

PAR

M. le Ch^{er} Michel-Anatole SIMÉON,

DOCTEUR EN MÉDECINE DE LA FACULTÉ DE PARIS ET MÉDECIN
HONORAIRE DE LA SOCIÉTÉ ASIATIQUE.

*Alba menorrhagia, morborum
vulgarior ac pessimus.*

PARIS,

LIBRAIRIE MÉDICALE DE J.-B. BAILLÈRE,

19, RUE HAUTEFEUILLE.

—

1851.

MÉMOIRE

SUR LA

LEUCORRHÉE.

MÉMOIRE

SUR LA

LEUCORRHÉE

ET SON TRAITEMENT,

SUIVI DE QUELQUES RÉFLEXIONS SUR LE TOUCHER;

PAR

M. le Ch^{er} Michel-Anatole SIMÉON,

DOCTEUR EN MÉDECINE DE LA FACULTÉ DE PARIS ET MÉDECIN
HONORAIRE DE LA SOCIÉTÉ ASIATIQUE.

Alba menorrhagia, morborum
vulgarior ac pessimus.

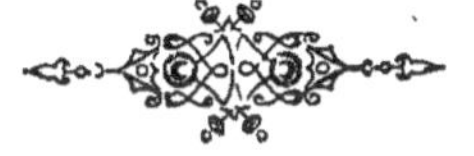

PARIS,

LIBRAIRIE MÉDICALE DE J.-B. BAILLÈRE,

19, RUE HAUTEFEUILLE.

1851.

PRÉFACE.

Lorsque je commençai mes études médicales, le hasard m'ayant conduit à l'hôpital de la Pitié de Paris, dans le service du célèbre Lisfranc, où tant de femmes venaient se faire traiter d'affections utérines, je fus frappé de l'abondance des pertes blanches ; la plus grande partie, sinon toutes celles qui avaient des maladies de matrice, étaient atteintes d'écoulements blancs qu'il était souvent fort difficile de faire disparaître.

Dès ce moment je résolus d'étudier d'une manière spéciale ce genre de maladies, de chercher à en bien connaître la nature, la cause et surtout le traitement.

Pendant plus de cinq années que j'ai passées sur les bancs, j'ai apporté le plus grand soin à observer une partie des cas qui se sont présentés, tant dans les hôpitaux de Paris que dans ceux des provinces où j'ai été puiser de nouveaux faits ; j'ai comparé les diverses méthodes de traitement employées par les médecins de ces hôpitaux, et j'ai acquis la conviction que pas une n'avait l'efficacité dont son auteur la gratifiait. Un médicament, qui réussît dans le plus grand nombre des cas, était encore à trouver ; je résolus de me mettre à sa recherche, et depuis tous mes efforts ont été dirigés vers ce but.

Placé dans des conditions favorables, beaucoup de femmes vinrent réclamer mes soins pour des écoulements blancs, et je pus expérimenter un grand nombre de substances parmi lesquelles se trouvait l'iodure de fer et de quinine que j'avais vu employer quelquefois.

Ce médicament se montra tout d'abord si supérieur aux autres que je crus devoir les exclure et n'employer que lui seul ; je ne persistai cependant pas longtemps dans cette idée ; bientôt je m'aperçus qu'il se présentait quelques cas où. bien que diminuant d'une manière très-notable l'abondance de l'écoulement, il ne le tarissait pas tout à fait ; je pensai alors à lui en associer un autre, et je donnai la préférence aux injections ; ne sachant à laquelle avoir recours, j'en essayai un grand nombre sans beaucoup de succès, et j'en étais presque venu au point d'y renoncer ; mais ma persévérance et mon courage me firent rappeler qu'un praticien fort remarquable de l'antiquité avait employé, avec assez de succès, des injections avec une décoction d'écorces de grenadier, dans la blennorrhagie chez l'homme et chez la femme ; je résolus de les essayer (en y associant de la poudre de noix de galle et de l'acide pyroligneux), dans une affection qui ressemblait sous tant de points à la maladie contre laquelle elles s'étaient déjà montrées efficaces ; le succès dépassa mon attente, et je pus guérir avec elles des écoulements qui avaient résisté à toutes les autres ; depuis, j'en ai fait un fréquent usage et j'ai pu me convaincre qu'elles ne démériteraient pas la confiance que je leur accorde.

———

TRAITEMENT

DE LA LEUCORRHÉE

SUIVI

DE QUELQUES RÉFLEXIONS SUR LE TOUCHER

DES FLEURS BLANCHES

SYNONYMIE : Flueurs ou fleurs blanches, leucorrhée. *Fluor aut profluvium muliebris, menstrua aut menorrhagia alba, leucorrhœa* : de λευκος, *blanc*, et ρεω, *je coule*; catarrhe utérin.

« Les mots leucorrhée, ou fleurs blanches, n'expriment pas, » comme leur sens étymologique pourrait le faire croire, tous » les écoulements non sanguins qui se font par la vulve; mais » on ne doit comprendre sous ces deux dénominations que les » écoulements blancs, chroniques, auxquels sont sujettes cer-

» taines femmes qui ne présentent d'ailleurs aucune autre
» affection de l'appareil génital. »

Voici donc ce que disent MM. les docteurs Lagneau et Lisfranc, au sujet de la leucorrhée ou fleurs blanches :

« Tantôt l'écoulement est transparent comme du blanc d'œuf
» cru, d'autres fois il est d'un blanc de lait; souvent il est
» jaunâtre, plus ou moins vert, et quelquefois roussâtre, ou
» d'une teinte légèrement noire. Il varie aussi quant à sa con-
» sistance : parfois il est séreux et abondant; le plus ordinai-
» rement on le trouve visqueux comme l'albumine de l'œuf
» qui a subi un commencement de coction : il a l'apparence
» de la crème; quelquefois il sort par gros flocons des muco-
» sités épaisses, abondantes et d'aspect caséeux; on l'a vu aussi
» ressembler à du vrai pus. Tantôt il est inodore, et d'autres
» fois très-fétide; enfin ce liquide est le plus souvent doux, et
» ne présente aucune propriété stimulante ni contagieuse,
» tandis que, dans certains cas, tels que celui de l'existence du
» virus syphilitique, d'une métastase dartreuse, d'une très-
» vive inflammation, ou de quelques autres circonstances
» qu'on est porté à croire beaucoup moins graves encore, il
» acquiert plus ou moins d'âcreté, excite les ardeurs d'urine,
» rubéfie et excorie même la peau environnant les parties
» sexuelles, comme, dans certaines ophthalmies, les larmes
» irritent les paupières et les joues sur lesquelles elles cou-
» lent. »

De toutes les maladies qui affligent les femmes, il n'en est pas de plus commune que la leucorrhée; dans les grandes villes, les trois quarts au moins en sont atteintes, et la plupart vivent dans une sécurité parfaite, ignorant que cette maladie, contre laquelle elles n'emploient aucune médication, peut devenir pour elles la source de maux bien pénibles à supporter, et souvent fort difficiles sinon impossibles à guérir.

J'ai pu me convaincre que les fleurs blanches qui duraient depuis longtemps étaient presque toujours produites par une affection organique de la matrice ou du vagin, d'ulcérations, de tumeurs de diverses natures, d'inflammation chronique

de la membrane muqueuse ou de l'hypertrophie de cet organe.

Les causes de la leucorrhée sont de nature variée; on peut
les diviser en plusieurs classes : les unes acquises, les autres
héréditaires; parmi ces dernières, on doit ranger le tempérament lymphatique, scrofuleux, dartreux. Les femmes blondes,
celles qui sont faibles, pâles, décolorées, dont les chairs sont
molles, les digestions languissantes, y sont très-sujettes, tandis
que celles dont la chevelure est brune, la constitution bonne,
en sont rarement atteintes; il en est même qui portent depuis
longtemps des engorgements assez considérables de l'utérus,
et qui cependant en sont exemptes, preuve évidente de l'influence des tempéraments sur la maladie qui nous occupe.

Parmi les causes acquises : une irritation plus ou moins vive
de la membrane muqueuse de la matrice ou du vagin, les injections irritantes, la seconde dentition, les affections morales,
une frayeur subite.

M. Colombat de l'Isère rapporte, dans son *Traité des maladies
des femmes*, qu'une dame en fut tout à coup inondée en ap-
prenant que sa fille unique était sur le point de lui être ravie
par une fièvre célébrale; il en fut de même d'une jeune fille
qui vit immoler son amant par la garde mobile pendant l'in-
surrection de juin 1848. L'injection des substances emména-
gogues et l'usage de certains aliments indigestes, tels que la
bière, le cidre, les fruits verts, certains coquillages, la chair
des grenouilles, le laitage pris en trop grande quantité, le thé;
l'excès dans les plaisirs de l'amour, la masturbation, la trop
grande abstinence chez les femmes lascives, une affection
chronique du tube digestif, la suppression de douleurs rhuma-
tismales, de la goutte, de maux de tête, d'un exanthème, des
hémorroïdes, des exutoires, de la diarrhée, des lochies, des
règles, la cessation de la transpiration générale ou partielle,
celle des pieds, des mains, des aisselles; il est des femmes à
qui il suffit de se mouiller les pieds, ou de s'asseoir sur un
corps humide, pour être aussitôt prises de fleurs blanches.
L'habitation des lieux humides, bas, non aérés, malpropres,

privés des rayons solaires, des grandes villes; l'application d'un pessaire ou l'introduction de corps étrangers dans le vagin; l'existence d'un fœtus mort dans l'utérus; le viol, l'avortement; un accouchement laborieux; des coups portés sur la vulve, le bassin, la région hypogastrique; les fractures du pubis; la métrite chronique.

Parmi les causes connues, et dont un grand nombre de médecins ne s'occupent pas, la plus fréquente, est l'usage du café au lait; j'ai vu beaucoup de femmes chez qui on pouvait produire à volonté des écoulements blancs, en leur en donnant ou en les en privant; et, une chose digne de remarque, c'est que ces deux substances, prises séparément dans la journée, à quelques heures de distance, ne produisaient plus le même effet.

Je dois aussi signaler l'usage journalier des chaufferettes, les érosions, les excoriations, les ulcérations simples de la matrice. Souvent on guérit en peu de jours des fleurs blanches qui duraient depuis longtemps, en faisant disparaître par la cautérisation ces solutions de continuité; les cancers de la matrice les occasionnent presque constamment.

La syphilis primitive ou consécutive peut déterminer des fleurs blanches: dans ce cas, quand il existe des ulcérations, la maladie est en général assez facile à reconnaître au cachet qu'elle lui imprime; mais, quand l'écoulement se montre seul, la cause est bien plus difficile à distinguer: cependant, avec un peu d'attention, on y parvient sans trop de peine. L'écoulement blennorrhagique est toujours purulent, c'est-à-dire qu'on trouve une certaine quantité de pus mêlé à la matière sécrétée; tandis que, dans la leucorrhée simple, il est tout bonnement muqueux, séreux, et d'une plus ou moins grande consistance. M. le docteur Donné a indiqué un autre moyen pour distinguer ces deux maladies l'une de l'autre: si l'on met, a-t-il dit, une goutte de fluide syphilitique entre deux verres, et qu'on les place au foyer d'un microscope grossissant deux cent cinquante à trois cents fois, on acquiert bientôt la conviction qu'il renferme des animalcules, tandis que celui du catarrhe utérin simple n'en contient jamais.

De même que presque tous les engorgements de l'utérus produisent des fleurs blanches, de même des fleurs blanches, datant de plusieurs semaines, ont toujours pour effet d'augmenter son volume, et quelquefois même de produire une hypertrophie considérable, si la maladie dure longtemps.

Quand l'écoulement est sous la dépendance d'un engorgement, on le voit diminuer pour disparaître tout à fait à mesure que l'engorgement se dissipe; il est donc indispensable de pratiquer le toucher, chaque fois qu'on est consulté pour une perte blanche; c'est donc uniquement au toucher et à l'application méthodique du spéculum qu'il faut se fier, pour être sûr d'acquérir une connaissance exacte, indubitable, de la cause réelle des écoulements vaginaux, de quelque nature qu'ils soient; car, si l'on ne peut disconvenir que le diagnostic ne soit la véritable base de la médecine, on ne doit rien négliger de ce qui peut le rendre plus précis, plus positif; sans cela on s'exposerait à des erreurs très-préjudiciables à la femme; aussi tous les moyens doivent-ils être permis pour arriver à une exploration plus complète.

Le catarrhe utérin se montre encore fréquemment au moment critique de la femme; c'est en effet à cette époque, ou peu de temps avant ou après son arrivée, que l'invasion des fleurs blanches est la plus commune; c'est alors qu'elles doivent être de la part du médecin un objet de plus grande attention, aussi doit-il s'appliquer à en bien connaître la cause, et une fois connue, tous ses efforts doivent tendre à la détruire, s'il veut éviter de plus grands maux aux sujets qui en sont atteints.

La leucorrhée est quelquefois critique pendant certaines maladies; on l'a vue faire disparaître des migraines, des angines, des catharres pulmonaires, la phthisie; de là, la nécessité de respecter l'écoulement, quand il existe quelque affection viscérale, si l'on ne veut s'exposer à voir marcher avec une rapidité effrayante la maladie, dont elle est pour ainsi dire l'émonctoire.

La leucorrhée se montre quelquefois d'une manière épidémique ; Rollin l'a observé à Paris, Leakl en Angleterre, Bassius en Prusse ; il n'est pas rare de la voir régner *endémiquement* à Paris, à Londres, dans les grandes villes et dans certains pays chauds. On en a recueilli de fréquents exemples pendant une grande partie du dernier siècle ; les principaux sont ceux observés par les médecins de Breslaw, en 1702, par Morgani, en Italie, en 1710 ; par Bassius, à Hall, en 1730 ; à Paris, en 1765, etc.

Il arrive aussi fréquemment que les fleurs blanches se montrent deux ou trois jours avant ou après l'écoulement des règles ; il n'est pas rare non plus de les voir remplacer les règles ; ces deux états annoncent presque toujours une affection chronique de la matrice, que le toucher et le spéculum sont seuls capables de faire reconnaître ; il est donc de la plus haute importance de vaincre les répugnances que les femmes ont à se soumettre à ces explorations, et de n'indiquer un traitement qu'après avoir acquis la connaissance parfaite du mal. En se livrant à des recherches convenables dans des cas où, au premier abord, elles auraient semblé inutiles ou superflues, on est souvent tout étonné des résultats auxquels on arrive, et des découvertes que l'on a faites.

Alors ces femmes n'ont qu'à se féliciter d'avoir su vaincre la répugnance que leur inspire toujours un pareil examen, et elles sont bien dédommagés du pénible sacrifice qu'il impose à leur pudeur.

Tout en tenant compte des renseignements donnés par les femmes, il faut se garder de se borner à cela pour établir le diagnostic et proposer des moyens thérapeutiques. Quant aux symptômes généraux et aux dérangements fonctionnels, ils doivent sans doute éveiller l'attention du médecin, mais rarement ils peuvent suffire pour faire reconnaître la véritable nature des écoulements, et apprécier, d'une manière précise, leur cause.

La vie que mènent les femmes dans les grandes villes, l'oisiveté, la mollesse, l'habitude de coucher sur des lits mollets, couverts de duvet, la fréquentation des lieux publics, les veilles prolongées, les bals, la lecture de livres qui excitent l'imagination et qui fixent la pensée sur des objets qui tiennent les organes génitaux dans un état d'excitation habituelle, les exposent singulièrement à ce genre d'affection.

Les symptômes de la leucorrhée sont de deux ordres, les aigus et les chroniques :

Sous la forme aiguë, la leucorrhée s'annonce par un léger prurit qui, d'abord borné à la vulve, se propage bientôt au vagin et à la matrice ; les malades éprouvent une douleur sourde ou violente dans les flancs, les reins; une sensation de pesanteur et de chaleur dans le bassin ; des lassitudes spontanées, des sueurs froides, des tiraillements dans les lombes, les aines les cuisses ; quelquefois la fièvre est à peine sensible, le plus souvent elle se développe avec assez de force; la peau est alors chaude, sèche; le pouls bat vite, il est petit, concentré ; les envies d'uriner sont fréquentes ; l'expulsion de l'urine est accompagnée de quelques difficultés, et souvent d'un sentiment de cuisson fort douloureux; les femmes sont prises de dégoût, d'inappétence, d'envies de vomir, quelquefois de douleurs articulaires; le vagin est tantôt sec, tantôt il sécrète avec plus ou moins d'abondance un fluide muqueux, séreux; à ces symptômes il n'est pas rare de voir se joindre un sentiment de strangulation hystérique à la partie supérieure de la poitrine.

L'écoulement qui se montre du troisième au quatrième jour, si la maladie n'a pas été jugulée dès le principe par un traitement énergique, est peu abondant, clair, transparent, séreux, sanguinolent; bientôt il augmente, change de consistance, de couleur, il devient plus épais ; il est blanc, lactescent, jaune ou verdâtre; il est quelquefois d'une si grande abondance, que les femmes sont obligées de se garnir comme pendant leurs règles : si l'on pratique alors le toucher, on trouve toutes les parties plus chaudes, plus sensibles, le museau de tanche dilaté, béant; souvent ulcéré; on trouve aussi de légères excoriations sur la membrane muqueuse qui tapisse le vagin.

Si la maladie doit avoir une terminaison heureuse, soit par les forces de la nature, soit par le secours de l'art, l'écoulement commence ordinairement à décroître du huitième au dixième jour, et se tarit complétement du trentième au quarantième; dans le cas contraire, les symptômes précités augmentent de jour en jour, ceux de la métrite ou métropéritonite viennent s'y joindre, et la malade ne tarde pas à succomber; d'autres fois encore, il restent stationnaires et la maladie passe à l'état chronique.

L'état chronique se développe quelquefois d'emblée, d'autres fois il est la suite de la forme aiguë, il a rarement le caractère inflammatoire; l'écoulement, pour être continu ou intermittent, quelle que soit la cause qui lui ait donné naissance, le moment de son invasion, est fort difficile à bien apprécier, sa marche est très-irrégulière et sa durée illimitée.

A l'état chronique comme à l'état aigu, la couleur, la consistance, l'abondance de l'écoulement varient singulièrement; quelquefois il est si léger qu'il laisse à peine quelques traces sur le linge, il constitue alors plutôt une légère incommodité qu'une maladie, et des soins de propreté lui sont seuls applicables; d'autres fois, il s'échappe de la vulve en si grande abondance, que les parties génitales et la partie supérieure des cuisses en sont constamment baignées; et, comme dans ce cas il est en général assez irritant, il produit le plus souvent, malgré les linges dont les femmes ont soin de se garnir, des excoriations sur la partie inférieure de la vulve, la lèvre postérieure du museau de tanche et la partie supérieure des cuisses.

Quand la matière de l'écoulement est peu considérable, elle est muqueuse et tache à peine le linge; elle est blanche, ressemble à du petit lait troublé, et n'a presque pas d'odeur; si au contraire elle est abondante, elle est plus épaisse, et a assez de rapports avec du lait; son odeur est en général fade, nauséabonde, son goût acide; elle roidit le linge, et lui donne une couleur grisâtre, jaunâtre, plus ou moins foncée; d'autres fois elle est plus consistante, caséiforme; cet état est toujours accompagné d'une affection organique de la matrice. Les femmes se plaignent de maux de reins, de pesanteurs dans les lombes, de lassitudes, d'une grande faiblesse ; l'appétit se conserve quelquefois, le plus souvent il est diminué, d'autres fois presque nul ; les digestions languissent ; une constipation opiniâtre, quelquefois de la diarrhée, les tourmentent ; ordinairement elles éprouvent de légers vertiges, la vue est moins nette, quelques brouillards leur passent de temps en temps devant les yeux ; leur caractère change, une grande tristesse s'empare d'elles ; tout ce qui les amusait autrefois les ennuie maintenant ; la musique, les arts, les ouvrages, qui étaient un besoin pour elles, les fatiguent et leur déplaisent ; elle sont en proie à des appétits bizarres, à des hoquets aigres, nidoreux, à des bâillements ; leurs joues pâlissent, leurs seins deviennent mous, toutes leurs chairs flasques ; leur peau prend une teinte jaune terreuse ; leurs yeux se cernent d'une auréole bleuâtre ; elles pleurent pour la plus petite chose, et souvent même sans motifs ; elles sont très-impatientes ; le froid, l'humidité, sont pour elles la source de nouveaux maux ; souvent elles sont tourmentées par des désirs lascifs, et s'abandonnent avec rage à des manœuvres qui leur font le plus grand mal.

Si l'art ne vient au secours de la nature, que l'écoulement soit continu, que son abondance soit plus grande, tous les symptômes précités s'aggravent ; la peau se décolore de plus en plus, la maigreur augmente, une fièvre plus ou moins forte tourmente sans cesse les malades ; le pouls est petit, fréquent, concentré, l'haleine fétide ; les yeux se cernent davantage ; les paupières s'infiltrent ; l'appétit s'éteint ; la soif augmente ; les vomissements se renouvellent plusieurs fois par jour, les extrémités deviennent froides ; le corps s'œdématise ; les malades éprouvent des coliques, et des douleurs aiguës, continuelles, se font sentir le long de la colonne vertébrale, dans les hanches, la région hypogastrique, les reins ; dans cet état, les femmes sont impropres à la génération ; un découragement profond s'empare d'elles ; la fièvre hectique ne tarde pas à se développer, la faiblesse augmente de jour en jour, et la mort arrive plus ou moins vite.

2

La leucorrhée aiguë est ordinairement peu grave; l'inflammation, dans la plupart des cas n'étant que superficielle, se ré-
sout facilement, et des soins hygiéniques suffisent le plus souvent pour en obtenir la guérison; mais, quand l'inflammation
est plus profonde, qu'elle s'étend à la totalité de l'organe et aux
parties qui l'environnent, les suites en sont beaucoup plus
fâcheuses; la métrite la métropéritonite peuvent lui succé-
der; il n'est pas rare non plus de voir se former dans le tissu
cellulaire qui environne le vagin des abcès qui peuvent être
suivis de gangrènes partielles, de fistules recto ou vésico-vagi-
nales, maladies très-dégoûtantes, très-difficiles à guérir, et dont
la conséquence peut être la mort de la malade.

Quoique les fleurs blanches à l'état chronique soient une
maladie beaucoup moins grave qu'à l'état aigu, l'incommodité
qu'elles constituent et leur durée démesurée, jointe au dan-
ger d'une affection profonde qu'elles peuvent occasionner dans
les organes qui en sont le siége, en font une maladie redoutable
et qui, par cette cause, mérite la plus grande attention de la
part du praticien.

La leucorrhée, souvent due à une cause légère qui nous
échappe, peut cependant produire l'hypertrophie de l'utérus
et l'ulcération du col; le pronostic sera alors en raison directe
des alétrations qu'elle aura amenées, de l'ancienneté de l'écoulement, de l'âge, de la constitution, du genre de vie du sujet
et d'une foule de circonstances qu'il serait trop long d'énu-
mérer ici.

On voit guérir, avec une très-grande facilité, les fleurs
blanches intermittentes, celles qui sont dues à des causes pas-
sagères, telles qu'un léger dérangement de l'estomac, d'irritation mécanique locale, de l'ingestion du café au lait et de
certains autres aliments, de la masturbation, du coït trop souvent répété.

Il suffit quelquefois de rappeler un exanthème répercuté, une
évacuation supprimée, d'envoyer les femmes à la campagne,
passer l'hiver dans des pays méridionaux, pour les voir dispa-

raître; l'apparition des règles chez les jeunes filles et la grossesse les ont quelquefois fait cesser.

Quand la leucorrhée est récente et causée par la chlorose, le pronostic varie en raison de la gravité de l'affection qui lui a donné naissance; en général, cependant, il est peu grave, mais il n'en est pas de même quand elle est ancienne et entretenue par une altération profonde de la constitution, les scrofules, le genre de vie; par une affection chronique de la matrice et du vagin; quand elle existe en même temps que quelques phlegmasies latentes du poumon ou de quelque autre viscère, elle entraîne alors après elle l'épuisement, la faiblesse, la lenteur des digestions, l'amaigrissement, l'irrégularité ou la suppression des règles, la bouffissure du visage, des jambes, des cuisses, et tôt ou tard la mort en est la conséquence.

Les pertes blanches quelle qu'en soit la nature, quand elles sont abondantes, peuvent amener la stérilité, tant à cause des désordres qu'elles occasionnent dans les tissus qui en sont le siége, que par les avortements qu'elles procurent du troisième au quatrième mois de la grossesse.

Quand la leucorrhée existe chez des sujets lymphatiques, scrofuleux, avancés en âge, ou qu'elle se montre à l'époque critique, elle est en général assez difficile à détruire; on y parvient cependant quelquefois avec l'iodure de fer et de quinine.

Si la leucorrhée est souvent rebelle aux moyens thérapeutiques, il arrive aussi quelquefois qu'elle se supprime par la cause la plus légère; la suppression brusque de l'écoulement peut occasionner des accidents fort graves : une émotion morale vive, l'exposition à une forte chaleur, à l'humidité, le froid vif aux extrémités, suffisent; l'apparition d'une phlegmasie aiguë de quelque viscère, l'usage des astringents, peuvent le suspendre momentanément; le pronostic se basera alors sur la gravité de la nouvelle affection, sur l'ancienneté et l'abondance de l'écoulement supprimé, sur l'âge et la constitution du sujet.

Le traitement des fleurs blanches qui sont à l'état aigu, doit être tout antiphlogistique ; si la femme est forte, d'un tempérament sanguin, qu'elle ait de la fièvre, que sa peau soit chaude, ses urines cuisantes, ses reins, ses hypocondres douloureux, il faut commencer par une saignée du bras, de cinq à six cents grammes, qu'on réitère le lendemain ou le surlendemain si la fièvre n'a pas baissé ; on y joindra des bains chauds entiers à l'eau de son, d'amidon, de gélatine ; on pourra y ajouter une décoction de morelle ; leur durée sera d'une heure ou d'une heure et demie ; on donnera des tisanes de chiendent, d'orgeat, des demi-lavements émollients tièdes, des fomentations de même nature sur les hypocondres.

Le repos étant une des conditions indispensables de la guérison, les malades resteront couchées sur un canapé, étendues sur des chaises, de préférence au lit, qui a l'inconvénient d'attirer le sang vers le bassin ; cependant si la fièvre était forte, on serait forcé d'y laisser les malades, mais alors on aura soin d'éviter qu'elles reposent sur des matelas trop mous, et qu'elles soient couvertes de duvet ; on leur fera prendre des aliments doux, de facile digestion, en quantité plus ou moins grande, selon le degré de la maladie ; si la phlegmasie est très-aiguë, on exigera la diète ; au surplus, le régime devra être surveillé avec beaucoup de soin : c'est souvent de lui que dépend la plus grande partie de la guérison.

Beaucoup d'auteurs conseillent les injections émollientes presque froides ; je crois qu'elles doivent être proscrites dans les premiers jours de la maladie ; la percussion qu'elles exercent sur le vagin et le col de l'utérus, la distension qu'elles opèrent, la douleur que cause l'introduction de la sonde, en font, selon moi, un moyen dangereux ; d'ailleurs, les femmes y répugnent tellement qu'on est presque toujours forcé d'y renoncer ; ce n'est que lorsque l'irritation est en partie détruite que l'on peut espérer produire avec elles des résultats avantageux ; mais alors, il faut bientôt en changer la nature et les rendre légèrement astringentes d'abord, pour en augmenter graduellement la puissance ; celles faites avec une préparation à froid de poudre de noix de galle et d'écorces de grenades concassées en mélangeant le produit de cette distillation avec partie égale d'acide pyroligneux, dans la proportion d'une à deux cuillerées pour une injection.

Voici la formule de ma préparation :

Poudre de noix de galle. . . . } (P. E. *partes æquales.*)
Ecorces de grenades concassées }

Je prends un entonnoir en verre, au fond duquel je mets des étoupes, de manière que le liquide ne puisse passer que goutte à goutte. Lorsque l'appareil est ainsi disposé, on met la poudre sur les étoupes, puis on verse de l'eau froide dans l'entonnoir très-doucement.

On sait que cette distillation est faite quand le liquide ne donne plus sa couleur brune, et qu'il devient blanc. Cette préparation m'a presque toujours réussi dans des cas pareils ; on commence par en faire une chaque jour, deux jours après on en fait deux ; quatre jours après on porte le nombre à trois, et on en reste là jusqu'à ce que l'écoulement ait pris une marche décroissante sensible, ce qui arrive ordinairement du huitième au dixième jour ; on diminue alors, dans la même proportion qu'on a augmenté, et on ne cesse tout à fait que huit à dix jours après la disparition complète de la perte blanche ; sans cette précaution on s'exposerait à la voir récidiver très-promptement.

Les sangsues ont été singulièrement prônées dans ces derniers temps ; cependant il s'en faut de beaucoup qu'elles méritent les éloges qu'on leur a donnés ; il arrive bien quelquefois qu'elles réussissent, mais en général elles sont plus nuisibles qu'utiles ; elles augmentent presque constamment la congestion des organes génitaux, et plus on réitère l'application, plus cet effet se produit ; c'est ce dont j'ai pu très-souvent me convaincre, soit dans certains hôpitaux où les idées du maître les font employer de préférence à la saignée du bras, soit dans le petit nombre de cas où je m'en suis servi dans le commencement de ma pratique.

Chez les femmes fortement constituées, les saignées générales me paraissent bien préférables; et, chez celles dont la santé est frêle, il vaut encore bien mieux les employer à la dose de quatre-vingt-dix à cent-vingt grammes, comme exploratrices.

Il est deux cas, cependant, où il est permis d'avoir recours aux sangsues : ce sont ceux où l'écoulement est dû à la suppression des règles ou des hémorrhoïdes; dans ces circonstances il faut les appliquer en grand nombre, si l'on ne veut s'exposer à augmenter la maladie; hors ces deux cas, elles m'ont toujours paru plus nuisibles qu'utiles.

On emploie assez généralement les bains de siége, soit simples, soit médicamenteux; ce moyen m'a toujours paru assez mauvais; s'ils sont chauds, ils congestionnent d'avantage les parties qui y sont plongées; tièdes, il est fort difficile de les maintenir à la même température, ils se refroidissent, et la réaction est à craindre; les y maintiendrait-on, qu'ils pourraient encore produire ce résultat; froids, les femmes nerveuses, celles qui ont des affections de poitrine, ne peuvent les tolérer pendant trois ou quatre heures qu'il faut les y laisser pour éviter une réaction très-redoutable; je ferai le même reproche aux bains frais, ils ont aussi l'inconvénient de changer trop promptement de température.

Pendant leur administration, les bains de siége soulagent ordinairement les malades; c'est ce qui a engagé les praticiens à les prescrire; mais, pour peu qu'ils observent, ils pourront facilement se convaincre que le soulagement n'est que momentané, et qu'ils déterminent des congestions sanguines fort nuisibles.

J'en dirai autant des fumigations conseillées par beaucoup d'auteurs; je crois qu'il est très-difficile de leur donner un degré de chaleur convenable, et qu'elles produisent presque toujours des conges·ions.

Les irrigations d'eau froide me semblent un moyen dangereux et dont je m'abstiendrai toujours; elles paraissent cependant avoir produit de bons effets entre les mains de plusieurs praticiens; quant à moi, j'ai toujours pu me convaincre qu'elles avaient été plus nuisibles qu'utiles.

Je n'en dirai pas autant des lotions adoucissantes, tièdes, faites sur la vulve; sous le rapport thérapeutique et hygiénique, elles méritent une attention toute particulière, et doivent être renouvelées plusieurs fois par jour; froides, elles pourraient déterminer une réaction trop vive; chaudes, congestionner les organes malades. Ces deux derniers modes doivent donc être évités; elles devront être faites légèrement et tièdes, afin d'éviter la douleur qu'un attouchement fort pourrait occasionner.

Les lavements émollients tièdes, soit entiers, soit par quart, s'ils peuvent être tolérés, ne doivent pas être négligés; on se trouve quelquefois bien d'y ajouter quelques substances narcotiques.

Deux médicaments qui se montrent souvent très-héroïques dans le cours de la maladie et avec lesquels on obtient de beaux succès, alors même qu'elle n'est qu'au début et que son intensité est grande, sont le baume de copahu et le poivre de cubèbe; on les administre ordinairement même par la bouche, à la dose de cinq, dix, quinze et vingt décigrammes, en plusieurs doses par jours : le premier se donne encore par l'anus; on prend, pour ne pas le rendre, un quart de lavement, dans lequel on en met seize à vingt-quatre grammes; on se trouve bien ordinairement d'y ajouter cinq centigrammes d'extrait gommeux d'opium.

Cette médication produit quelquefois du dévoiement, il est en général favorable; cependant s'il devenait trop abondant, on suspendrait le médicament, pour le reprendre aussitôt que la quantité des selles serait moindre. Les organes s'habituant facilement à l'action de ces substances, il est indispensable d'en augmenter progressivement la dose et de la porter jusqu'au double, et même jusqu'au triple du commencement.

Il est bon de prévenir les malades que ces médicaments produisent quelquefois des crampes dans les jambes, afin d'éviter la frayeur que ce nouveau symptôme pourrait leur causer.

Il est une précaution qu'il ne faut non plus jamais négliger, quand la perte est arrêtée, si on ne veut aussitôt la voir se reproduire, c'est de continuer, au moins pendant une semaine, l'usage du médicament, en diminuant progressivement la dose.

Quand la leucorrhée est sous la dépendance de la répercussion d'un exanthème, si l'inflammation est violente, on commencera par les antiphlogistiques; puis, quand l'irritation sera tombée, on aura recours aux révulsifs; parmi eux les vésicatoires, les sinapismes, les bains excitants, méritent ordinairement la préférence.

Quand la leucorrhée est à l'état chronique, les antiphlogistiques peuvent encore convenir; mais, ce n'est qu'en en surveillant minutieusement les effets, qu'on peut se permettre de les employer: les toniques sont en général bien préférables.

Les sangsues ne sauraient jamais convenir dans cette forme de la maladie ; chez les femmes pléthoriques, quand l'indication de tirer du sang est pressante, les émissions sanguines doivent se faire au moyen de la saignée pratiquée au bras; la quantité de sang ne devra jamais dépasser cent à cent vingt grammes ; c'est un effet révulsif et non déplétif qu'on doit s'attacher à produire.

Il est quelquefois utile de réitérer la saignée dans l'intervalle des règles en conservant toujours le précepte de ne la faire que révulsive; ce moyen favorise singulièrement l'effet des astringents locaux.

C'est dans cette période que les injections sont d'un très-grand secours ; celles que l'on emploie ordinairement sont les suivantes : l'eau alumineuse, quatre grammes de sulfate acide d'alumine par kilogramme d'eau; la décoction de coloquinte, de tan, l'eau végéto-minérale, la décoction ou l'infusion vineuse de camomille, de roses de Provins, le nitrate d'argent cristallisé à la dose cinq centigrammes pour trente grammes d'eau, l'eau blanche, le nitrate acide de mercure à la dose de huit à dix gouttes dans soixante grammes d'eau distillée.

Avec le secours de l'une d'elles ou de plusieurs réunies, il m'est bien quelquefois arrivé d'obtenir des guérisons même assez promptes ; mais, comme très-souvent elles n'avaient aucun résultat, j'ai dû porter mon attention sur d'autres substances, et, après plusieurs essais infructueux, j'ai fini par obtenir de brillants succès au moyen de celles faites avec la préparation et aux doses indiquées plus haut (cette préparation est dite par déplacement. (*Voir* page 12).

Quand on veut que les injections aient toute l'efficacité désirable, il faut les faire séjourner dans le vagin ; pour y parvenir, on place le bassin dans une position telle que la partie supérieure en soit le point le plus déclive.

Il m'arrive souvent encore, et ce moyen m'a presque toujours réussi, quand l'écoulement est abondant, les parties indolores, d'introduire dans le vagin un tampon de charpie ou un morceau d'éponge imbibé de la matière de l'injection et de l'y laisser pendant plusieurs heures ; de cette manière les parties sont plus longtemps en rapport avec la médication et l'effet s'en fait plus sûrement sentir.

Quelques praticiens, et parmi eux M. Ricord, cautérisent, avec le nitrate d'argent, la partie interne du vagin ; ce moyen, qui me semble assez dangereux, est tout au plus permis quand la période inflammatoire est complétement passée.

Dans ces derniers temps, on a souvent employé les injections astringentes dans l'intérieur de la matrice, on s'est tour à tour servi des infusions de roses de Provins, de camomille, de dissolution de nitrate d'argent cristallisé, à la dose de trois centigrammes pour trente grammes d'eau distillée ; de décoctions émollientes légèrement narcotiques avec de l'eau de mauve ou de morelle ; avec toutes on a eu quelques succès, mais aussi beaucoup de revers.

Il en est cependant qui se sont montrées des plus efficaces

entre les mains de leur auteur. M. le docteur Beaumès, de Lyon, à qui la science est redevable de si beaux travaux sur les maladies syphilitiques et celles de la peau, employait le nitrate acide de mercure, à la dose de huit à dix gouttes dans soixante grammes d'eau distillée. (*Voyez* le second volume de son *Traité des maladies syphilitiques*, page 188.)

Ces injections produisent, le premier jour, et quelquefois dans l'instant même, une irritation plus ou moins forte, des coliques, des maux de reins, et ordinairement bientôt une augmentation de l'écoulement qui devient sanguinolent; mais, peu de jours après, les phénomènes d'irritation cessent, l'écoulement diminue, change d'aspect, se rapproche davantage, pour la couleur, la consistance, des écoulements leucorrhéiques ordinaires. Quelquefois une seconde injection semblable est utile; mais il est rare qu'on soit obligé d'en faire plus de deux.

Au reste, ces injections, pour avoir l'efficacité désirable, doivent être faites par une main exercée; car si l'on pousse un peu trop fortement le liquide, il peut passer dans le péritoine à travers les trompes et occasionner des accidents fort graves; en conséquence, je crois qu'il est prudent de n'y recourir qu'après avoir échoué avec les autres médications et notamment avec l'iodure de fer et de quinine et les injections déjà décrites plus haut, faites dans le vagin, au moyen desquelles on obtient souvent des guérisons qu'on avait vainement cherchées avec d'autres.

Comme les organes s'habituent facilement à l'action des injections, et que, dans cette circonstance, celles de la préparation décrite plus haut suivent la règle commune, il faudra en augmenter progressivement la force et la quantité; il sera même quelquefois nécessaire de les remplacer par d'autres, pendant quelques jours, pour y revenir ensuite.

Quand la fièvre est tombée, que les premiers symptômes inflammatoires ont été combattus, le moyen le plus efficace est, sans contredit, l'iodure de fer et de quinine seul, ou uni à l'opium, administré à l'intérieur; c'est surtout chez les sujets dont la constitution est mauvaise, chez ceux qui sont lymphatiques, scrofuleux, rachitiques, que ce médicament se montre vraiment héroïque; j'ai vu des femmes, et j'en rapporterais plus loin quelques exemples, si le but que je me suis proposé dans ce petit mémoire ne me bornait pas, et si je ne craignais pas d'ennuyer par mes observations les personnes qui daigneront en prendre connaissance.

Quoique l'effet de l'iodure de fer et de quinine soit presque constamment une augmentation d'appétit, il arrive cependant quelquefois qu'il aggrave l'irritation de l'estomac, et qu'il provoque de la diarrhée; il faut alors le suspendre pendant quelques jours, s'occuper de guérir le tube digestif, et y revenir aussitôt que l'irritation intestinale aura été suffisamment détruite.

La manière dont je l'emploie est la suivante : j'en fais prendre cinq, dix, quinze et même vingt décigrammes par jour, dissous dans une infusion de tilleul édulcorée avec le sirop de limon ; la formule que j'emploie ordinairement est la suivante :

Eau de tilleul,	120 grammes.
Iodure de fer et de quinine,	1
Extrait gommeux d'opium,	0,02 centigrammes.
Sirop de limons,	30 grammes.

A prendre dans la journée, en trois doses.

Quand l'écoulement a pris naissance sous l'influence de la chlorose, le meilleur remède à lui opposer est bien certainement la préparation ferrugineuse combinée à l'iode et le quinine, qui réussit d'une matière admirable pour calmer les douleurs d'estomac qui sont intolérables; on ne négligera pas d'en seconder l'action par les injections astringentes; et, là comme partout, celles faites d'après la formule indiquée dans ce mémoire l'emportent de beaucoup sur les autres; on y joindra l'exercice en plein air, la gymnastique, l'habitation à la campagne, une nourriture animale; et si quelques accidents hystériques se manifestaient, on donnerait l'opium, et on conseillerait les voyages et les distractions.

Quand les fleurs blanches sont dues au vice dartreux, si

l'inflammation est forte, on la combat par les antiphlogistiques, et on ne passe aux médicaments antiherpétiques, que lorsqu'elle est bien calmée ; l'iodure de fer et de quinine réussit encore quelquefois dans le genre qui nous occupe ; cependant, son action n'est certaine que dans les autres ; on prescrit avec avantage les eaux sulfureuses douces, telles que celles de Saint-Sauveur, Cauterets, etc.

On trouve des femmes qui sont atteintes de leucorrhée, et chez qui les règles se montrent en blanc ; comme elles sont ordinairement d'une constitution faible, on doit leur conseiller un régime tonique, succulent, les amers, les bains de rivière, de mer, de certaines eaux minérales, telles que celles de Vichy, de Néris, de Bade, et l'usage du lactate de fer qui irrite moins les organes digestifs, et réussit très-bien dans ce cas-là.

S'il arrive, mais ce qui est rare, que les sujets soient forts, il faut commencer par pratiquer au bras une saignée de quatre cent cinquante à cinq cents grammes, donner des aliments doux, de facile digestion, des bains entiers chauds, faire prendre de l'exercice, et arriver progressivement à la médication tonique.

Si les fleurs blanches se montrent dans l'intervalle des règles, une saignée de cent vingt grammes, faite deux ou trois jours avant l'époque présumée où elles doivent venir, les arrête ordinairement.

Les pertes blanches qui arrivent à l'époque critique de la femme, guérissent en général facilement avec le secours d'une ou de plusieurs saignées du bras, de cent à cent vingt grammes, pratiquées à quinze jours ou un mois d'intervalle.

Il arrive bien souvent qu'on est consulté par de vieilles femmes qui sont atteintes de fleurs blanches ; si l'on pratique le toucher, si l'on applique le spéculum, on acquiert promptement la conviction qu'elles sont occasionnées par une affection organique de la matrice, ou par des ulcérations du col ; le traitement doit alors être dirigé contre l'affection qui les tient sous sa dépendance.

Quand l'écoulement est produit par le virus syphilitique, c'est au traitement mercuriel qu'il faut avoir recours; je ne partage pas les idées de beaucoup de praticiens qui pensent guérir radicalement la syphilis au moyen des antiphlogistiques et de la cautérisation, j'ai vu trop de récidives après leur emploi, pour ne pas être en garde contre eux.

On emploie contre la leucorrhée chronique les purgatifs, l'émétique, les diaphorétiques, les diurétiques, les sinapismes, les vésicatoires, les cautères, les ventouses, les moxas, et cela suivant l'indication.

Les frictions sèches, pratiquées sur toute la surface du corps, sont très-avantageuses; il est encore une précaution que doivent prendre les femmes atteintes de fleurs blanches, c'est de se couvrir de laine; par ce seul moyen, j'ai vu disparaître des leucorrhées qui duraient depuis longtemps, et qu'aucun médicament n'avait pu détruire; il est donc très-important de le conseiller à toutes les femmes affectées de pertes blanches.

DU TOUCHER ET DE SES CONSIDÉRATIONS.

Il est passé en usage de désigner sous le nom de *toucher,* l'emploi des mains méthodiquement appliquées pour explorer les organes génitaux internes de la femme, soit dans le but de s'assurer de la grossesse et de ces périodes, soit pour éclairer le diagnostic des maladies de la matrice et de ses dépendances.

On ne devient habile au toucher que par beaucoup d'exercice et en connaissant bien l'organisation de la femme à l'état normal, selon les diverses périodes de sa vie, son état de vierge de femme mariée, et de femme ayant eu des enfants, selon sa taille, sa conformation, son plus ou moins d'embonpoint. D'où il résulte que cette opération, des plus importantes, a ses difficultés, et qu'à moins d'une grande habitude, elle peut ne pas éclairer, autant qu'on le voudrait, le diagnostic des maladies particulieres aux femmes.

L'organisation du médecin, son toucher plus oumoins exact (et sous ce rapport les médecins différent beaucoup), peuvent rendre les résultats du toucher plus ou moins sûrs ; et puis la docilité de la femme, sa sensibilité plus ou moins grande, en général, et plus particulièrement celle des organes génitaux, qui peuvent aussi être plus ou moins douloureux en raison de l'inflammation dont ils sont le siége : Tout cela peut faire que le toucher ne serve pas autant qu'on le désirerait.

En y procédant avec toute la prudence, la réserve et la douceur possible, il faut cependant que le médecin parvienne à atteindre le but qu'il se propose, dût-il quelquefois occasionner de la douleur. C'est à lui de savoir inspirer aux femmes assez de confiance, d'être assez persuasif pour parvenir à vaincre la répugnance, toute naturelle qu'elles ont à se soumettre à ce genre d'exploration, dont il doit faire sentir toute l'importance et l'indispensable nécessité ; puisque, sans cet examen préalable, il ne peut consciencieusement leur rien prescrire.

Le toucher peut être pratiqué, la femme étant debout : c'est ordinairement dans cette position qu'on s'assure de la grossesse et de ses phases ; qu'on peut le mieux reconnaître les différents degrés de l'abaissement de la matrice. Mais, en général, dans le cas de maladie de cet organe au de ses annexes, les explorations sont plus faciles, plus complètes, quand on y procède les femmes étant couchées.

Selon la manière de le pratiquer, le toucher peut être hypogastrique, vaginal ou rectal, séparément ou simultanément. Ce fut longtemps le seul moyen employé pour reconnaître les maladies de l'utérus et de ses dépendances. Quand on y est exercé, on peut en tirer un grand parti.

Mais, en résumé, quand on est appelé à traiter un grand nombre de femmes, pour ces sortes de maladies, on devient ingénieux à faire tout ce qu'il faut pour éclairer le plus possible la question ; et, cette expérience acquise par soi-même vaut mieux que tous les préceptes donnés par les autres. Toutefois un médecin, discret et prudent n'oublie jamais de ménager autant que possible la susceptibilité et la pudeur des femmes. Il faut que, dans tous ses rapports, si immédiats, si intimes, avec ses malades, qui lui donnent une si grande preuve de raison et de confiance, le médecin, quelque jeune qu'il soit, oublie qu'il est d'un autre sexe, et qu'il se dise que sa seule mission, si digne, si honorable, n'est que de guérir ou de soulager.

FIN.